BESCHREIBUNG

EINES

AUGEN-SPIEGELS

ZUR UNTERSUCHUNG

DER NETZHAUT IM LEBENDEN AUGE

VON

H. HELMHOLTZ,
PROFESSOR DER PHYSIOLOGIE AN DER UNIVERSITAET ZU KOENIGSBERG.

Mit einer Kupfertafel.

BERLIN,
A. FÖRSTNER'SCHE VERLAGSBUCHHANDLUNG.
(P. JEANRENAUD)

1851

ISBN 978-3-662-40811-7   ISBN 978-3-662-41295-4 (eBook)
DOI 10.1007/978-3-662-41295-4

Vorliegende Abhandlung enthält die Beschreibung eines optischen Instruments, durch welches es möglich ist, im lebenden Auge die Netzhaut selbst und die Bilder leuchtender Körper, welche auf ihr entworfen werden, genau zu sehen und zu erkennen. Das Instrument hat für diesen Zweck hauptsächlich zwei verschiedene Aufgaben zu lösen. Erstens erscheint uns alles, was wir vom Hintergrund des unverletzten Auges erblicken können, absolut dunkel. Der Grund davon liegt, wie ich zeigen werde, in den lichtbrechenden Medien des Auges, welche unter gewöhnlichen Umständen verhindern, dass wir erleuchtete Netzhautstellen hinter der Pupille erscheinen sehen. Deshalb handelt es sich zunächst darum, eine Beleuchtungsart zu finden, durch welche gerade der Theil der Netzhaut, nach welchem wir durch die Pupille hinsehn, ausreichend erhellt werde. Zweitens erblicken wir den Hintergrund des Auges nur durch die lichtbrechenden Mittel hindurch. Diese entwerfen aber von den Netzhautobjecten Bilder, welche im Allgemeinen für den Beobachter nicht in den Grenzen des deutlichen Sehens liegen. Wir brauchen also neben einem eigenthümlichen

Verfahren zur Beleuchtung auch noch optische Hülfsmittel, welche dem beobachtenden Auge eine richtige Accommodation für die Gegenstände, die es sehen soll möglich machen.

1. Beleuchtung.

Um die wesentlichen Bedingungen für die Methode der Beleuchtung finden zu können, müssen wir uns zunächst klar machen, warum uns für gewöhnlich der Grund des Auges hinter der Pupille in so tiefer Schwärze erscheint.

Die Ursache davon ist nicht die Beschaffenheit des Pigments der Chorioidea; denn wenn selbst die Pigmentschicht das auffallende Licht vollständiger absorbirte, als irgend ein anderer schwarzer Körper, den wir kennen, so liegen doch vor ihr Theile, welche hinreichend viel von dem auffallenden Lichte reflectiren können, um gesehen zu werden. Das gilt zunächst schon von der Substanz der Netzhaut, welche allerdings im frischen Zustande sehr durchsichtig ist, und sich wenig auf der schwarzen Pigmentunterlage abzeichnet, in viel höherem Grade aber von den Blutgefässen dieser Membran deren Stämmchen Blut genug führen, um eine kräftige rothe Färbung darzubieten. Endlich kommt sogar im Grunde des Auges eine glänzend weifse Stelle vor, nämlich die Eintrittsstelle des Sehnerven, auf welcher gar kein Pigment liegt, und die deshalb alles auffallende Licht reflectirt. Und doch bemerken wir unter gewöhnlichen Umständen hinter der Pupille des lebenden Auges weder von der rothen Farbe des Blutes noch von der weifsen des Sehnerven die geringste Spur.

Es läfst sich vielmehr durch einen einfachen Versuch

zeigen, dafs nicht die Färbung des Hintergrundes, sondern nur die Brechung des Lichts in den Augenmedien die Ursache der tiefen Schwärzung der Pupille ist. Man nehme irgend eine kleine, innen wohl geschwärzte Camera obscura z. B. ein künstliches Auge, und bringe an die Stelle, wo das Bild entworfen wird eine undurchsichtige weifse Tafel z. B. eine solche aus dickem weifsem Zeichenpapier. Es lassen sich dazu unter anderen die Ocularröhren der meisten Mikroskope gebrauchen, nachdem man das Ocularglas daraus entfernt, das Collectivglas aber darin gelassen hat. Diese Röhren sind meistens genau so lang als die Brennweite des Collectivglases. Setzt man sie mit dem Ende, welches das Ocular enthielt auf die weifse Tafel auf, so bilden sie eine Camera obscura, wie wir sie brauchen. Es werden in diesem Falle sehr helle Bilder der umgebenden lichten Gegenstände auf der weifsen Tafel entworfen, und doch sieht das Innere des Instruments, wenn man durch die Glaslinse in beliebiger Richtung hineinsieht, absolut schwarz aus. Wir haben hier eine künstliche Nachbildung des Auges, wo Hornhaut und Krystallinse durch das Objectivglas der Kammer, die Retina durch eine helle weifse Papierfläche ersetzt werden, aber es findet scheinbar dieselbe vollständige Dunkelheit des inneren Raums wie im Auge statt, so lange die Papierfläche genau da liegt, wo die Bilderchen der äufseren Gegenstände entworfen werden. Nimmt man das Convexglas fort, oder ändert man seine Entfernung von der Papierfläche bedeutend, so erscheint dem Beschauer sogleich die helle weifse Farbe der letzteren.

Wie kann nun die Brechung des Lichts das besprochene Phänomen bedingen? Ueberlegen wir den Gang, welchen die Lichtstrahlen nach den physikalischen Gesetzen der Lichtbrechung im Auge nehmen müssen.

Es falle Licht von einem leuchtenden Punkte auf ein passend adaptirtes Auge, von dem wir annehmen wollen dafs es vollkommen genau gebildet sei, d. h. alle von jenem Punkte einfallenden Lichtstrahlen auch auf einen einzigen Punkt der Retina concentrire. Von dem Lichte, welches durch die Augenmedien convergirend bis zu dieser Membran gedrungen ist, wird der gröfste Theil durch das schwarze Pigment absorbirt, der kleinere theils von den Nervenelementen und Blutgefäfsen, theils von der Schicht der stabförmigen Körperchen reflectirt. Was von den letzteren zurückgeworfen wird, geht, wie E. Brücke gezeigt hat, durch die Pupille wieder hinaus, ohne sich nach einem anderen Theile der Wand des Auges hin zu zerstreuen. Dadurch wird die Verbreitung merklicher Quantitäten zerstreuten Lichtes innerhalb des Auges vermieden. Die reflectirten Strahlen, die von dem Convergenzpunkte auf der Netzhaut aus divergirend zu den brechenden Flächen des Auges zurückgehen, verfolgen alsdann genau denselben Weg in umgekehrter Richtung, auf welchem die einfallenden Strahlen des leuchtenden Punktes von den brechenden Flächen des Auges aus nach der Netzhaut zu convergirten. Daraus folgt, dafs die rückkehrenden Strahlen, auch nachdem sie durch die brechenden Medien hindurch und aus dem Auge heraus getreten sind, den einfallenden vollständig congruent sein müssen, sich schliefslich also alle wieder zu dem ursprünglich leuchtenden Punkte zurückbegeben werden.

Denn wenn zwei Strahlen, welche durch mehrere einfach brechende Medien in entgegengesetzter Richtung hindurchgehen, in einem derselben congruiren, müssen sie es in allen. An den Grenzflächen des Mediums nämlich, innerhalb dessen sie congruiren, ist der Einfallswinkel des austretenden Strahls indentisch mit dem Brechungswinkel des eindringenden. Da nun nach dem Brechungsgesetz das Verhältniss der Sinus zwischen Einfalls- und Brechungswinkel des ersteren, gerade eben so grofs ist, wie das zwischen Brechungs- und Einfallswinkel des letzteren, so müssen auch auf der anderen Seite der brechenden Fläche der Brechungswinkel des austretenden und der Einfallswinkel des eindringenden Strahls gleich sein. Da gleichzeitig alle diese Strahlen in einer Ebene, der Brechungsebene, liegen, so folgt, dafs sie auch im zweiten Medium ganz in einander fallen. Ebenso ergiebt es sich weiter für das dritte, vierte Medium u. s. w.

Wenden wir das auf den Fall an, wo ein beliebiges System brechender Flächen ein genaues Bild eines leuchtenden Punktes a in dem Puncte b erzeugt, d. h. alle Strahlen, welche von a ausgehen, in b wieder vereinigt, so ergiebt sich die bekannte Thatsache, dafs dann auch stets a das Bild von b sein wird, wenn letzteres Strahlen aussendet. Genau auf denselben Wegen nämlich, auf denen Strahlen von a nach b gehen, können sie auch von b nach a zurückgehn. Ist nun a ein leuchtender Punkt aufserhalb des Auges, und b sein Bild, ein Punct der Netzhaut, so werden die Augenmedien das zurückkehrende Licht genau in a wieder zu einem Bilde von b concentriren. Das Bild des erleuchteten Netzhautpunktes wird genau mit dem ursprünglich leuchtenden Punkte zusammenfallen. Dasselbe gilt auch noch, wenn wir es nicht mit einem leuchtenden Puncte, sondern mit einer leuchtenden Fläche oder einem Körper zu thun haben, sobald das Auge für ihre Begrenzungslinien richtig adaptirt ist. Alles einfallende Licht, welches zurückgeworfen wird, kann immer nur nach seinem Ausgangspunkte zurückgehen, und nie irgend eine andere Richtung einschlagen.

Daraus folgt, dafs wir ohne besondere Hülfsmittel nichts von der beleuchteten Stelle der Retina sehen können, weil wir unser Auge nicht in die Richtung des zurückkommenden Lichtes bringen können, ohne gleichzeitig das einfallende gänzlich abzuschneiden. Zu unserer Pupille kann aus der Tiefe des fremden Auges kein Licht zurückkehren, welches nicht von ihr ausgegangen ist. Und da für gewöhnlich keines von ihr ausgeht, so sieht sie in dem Dunkel des fremden Auges nur den Widerschein ihrer eigenen Schwärze; nur diejenige Netzhautstelle wird ihr sichtbar, auf welcher ihr eigenes dunkles Bild sich abbildet.

Wir haben bis jetzt vorausgesetzt, dafs das beobachtete Auge absolut genaue Bilder liefere. Wenn das nicht der Fall ist, so können die bisher aufgestellten Sätze nicht mehr in aller Strenge gelten, es wird das zurückkehrende Licht zwar im Allgemeinen nach dem leuchtenden Körper sich hinwenden, aber auch zum Theil vorbeigehen, und ein Beobachter, welcher sich der Richtungslinie des einfallenden Lichtes möglichst annähert, wird einen Theil des austretenden Lichtes wahrnehmen können. Darauf beruhen die Methoden von Cumming[*] und Brücke,[**] das Leuchten der Menschenaugen zu beobachten. Aus dem Bisherigen ist ersichtlich, dafs hierbei das Leuchten desto stärker sein mufs, je weniger genau die Strahlen eines leuchtenden Punktes auf einen Punct der Netzhaut concentrirt werden, daher nament-

---

[*] Medic. Chirurg. Transactions T. 29 p. 284.
[**] J. Müllers Archiv. 1847. p. 225.

lich bei mangelnder Adaptation. Uebrigens habe ich mich überzeugt, dafs man ein schwaches Leuchten nach der Methode von E. Brücke auch an scharf sehenden Augen bei vollkommner Adaptation für den leuchtenden Körper bemerken kann, woraus zu schliefsen ist, dafs unter allen Umständen eine kleine Menge des einfallenden Lichtes seitlich zerstreut wird. Der Grund davon mag Ungenauigkeit des Auges, unvollkommne Durchsichtigkeit seiner brechenden Theile oder Diffraction am Rande der Pupille sein. Jedenfalls nimmt bei diesen Versuchen der Beobachter nur einen kleinen Theil des zurückkommenden Lichtes wahr, und zwar gerade den unregelmäfsig gebrochnen, welcher zur Erzeugung eines regelmäfsigen Bildes nicht mehr zu benutzen ist. Zur Erreichung unseres Zweckes ist eine andere Methode nothwendig, die es möglich macht, nicht blos annähernd, sondern genau in der Richtung des einfallenden Lichtes in das Auge hinein zu sehen. Das Hülfsmittel dazu ist schon in einer zufälligen Beobachtung von v. Erlach gefunden, welche E. Brücke anführt. v. Erlach, der eine Brille trug, sah nämlich die Augen eines Bekannten leuchten, wenn letzterer in den Gläsern der Brille das im Zimmer befindliche Licht gespiegelt sah. Hierbei wurden also unbelegte Gläser als Beleuchtungsspiegel benutzt, und durch eben diese sah der Beobachter nach dem beobachteten Auge hin. Ganz dasselbe Hülfsmittel werden wir für unseren Zweck benutzen, die Brillengläser aber mit Vortheil durch gut geschliffene ebene Gläser ersetzen.

In einem verdunkelten Zimmer, wo sich nur eine Lichtquelle, eine gut brennende Lampe oder eine Oeffnung im Fensterladen für das Sonnenlicht vorfindet, stelle man eine kleine, ebene Glasplatte so, dafs das beobachtete Auge darin das Spiegelbild des Lichtes wahrnehme, ohne dafs es jedoch nothwendig dieses Spiegelbild direct anzusehn braucht. Von der Vorderseite des Glases aus fällt bei dieser Anordnung Licht in das beobachtete Auge, und durch dasselbe Glas hindurch kann gleichzeitig der Beobachter das Auge betrachten, ohne dabei von dem an seiner Vorderseite reflectirten Lichte irgend etwas wahrzunehmen. Man begreift, dafs es so möglich werde, genau in derselben Richtung in das fremde Auge hinein zu sehen, in welcher das Licht einfällt. Unter diesen Umständen empfängt das Auge des Beobachters in der That Licht aus der Tiefe des anderen Auges, und sieht dessen Pupille scheinbar leuchten.

Es sei in Fig. 1. A die Flamme, C die Glastafel, D das beobachtete, G das beobachtende Auge. Das von A auf die Spiegelplatte fallende Licht wird von dieser theilweis reflectirt, und der reflectirte Theil geht nach den Gesetzen der Katoptrik weiter, als wenn er von dem Spiegelbilde der Flamme in B herkäme. Für das beobachtete Auge vertritt dieses Spiegelbild die Stelle des leuchtenden Objects, und auf seiner Netzhaut wird ein umgekehrtes und verkleinertes Bildchen davon entworfen. Uebrigens kann die Axe dieses Auges beliebig, etwa nach dem Gegenstande H hin, gerichtet sein. Nach den vorher entwickelten Regeln entwerfen die brechenden Mittel von D das Bild seiner Netzhaut und seines Netzhautbildchens wiederum nach B. Denn B ist das scheinbar vorhandene Object für das Auge D, und die aus letzterem zurückkehrenden Strahlen müssen wieder nach ihrem Ursprungsorte hingehen. Auf dem Wege von D nach B trifft dieses Licht wieder die spiegelnde Platte, ein Theil wird reflectirt und geht nach der wirklichen Flamme A zurück, ein anderer Theil durchdringt das Glas, und trifft das Auge des Beobachters G.

Bei dieser Anordnung scheint die Pupille des Auges D in rothem Lichte zu leuchten, und zwar im Allgemeinen stärker, als ich es nach der Methode von Bruecke gesehen habe. Nach dieser trägt zum Leuchten nur das wenige Licht bei, welches im Auge nicht vollständig regelmässig gebrochen wird, nach der jetzt besprochenen dagegen das ganze Licht mit Ausnahme der allerdings nicht unbeträchtlichen Theile, welche bei dem Durchgang durch das spiegelnde Glas verloren gehen. Uebrigens ist das Leuchten von sehr verschiedener Stärke, wenn verschiedene Stellen der Netzhaut das Flammenbildchen aufnehmen. Wenn das Auge D sich nach verschiedenen Richtungen hinwendet, muss doch immer das helle Netzhautbildchen in der Verlängerung der Linie BD liegen bleiben, wird also nach einander auf verschiedene Stellen des Hintergrundes fallen. Fällt es auf die Eintrittsstelle des Sehnerven, so wird am meisten Licht reflectirt, die Pupille leuchtet stark gelbweiss auf, fast so, als wenn eine Flamme hinter ihr stände. Die eigentliche Netzhaut dagegen reflectirt weniger und zwar rothes Licht. Im Allgemeinen erscheint das Flammenbildchen auf ihr desto heller, je näher, desto dunkler, je ferner es der Eintrittsstelle des Sehnerven liegt. Dagegen reflectirt ausnahmsweise die Stelle des directen Sehens, der gelbe Fleck, welcher getroffen wird, wenn das beobachtete Auge D direct nach dem Spiegelbilde der Flamme in B hinsieht, sehr viel weniger Licht, als ihre nächste Umgebung, und ist deshalb für diese Versuche am ungünstigsten.

Um die Bedingung zu erfüllen, dass der Beobachter genau in der Richtung des einfallenden Lichtes in das

Auge hineinsehe, kann die Glasplatte entweder von dem Beobachteten oder von dem Beobachter gerichtet werden. Will es ersterer thun, so wende er sie zunächst so, dass er in ihr das Spiegelbild des Lichtes sehe, dann weiter so, dass ihm dieses Bild genau in derselben Richtung erscheine wie·das beobachtende Auge, dass sich ihm also das letztere und die gespiegelte Flamme scheinbar decken. Hiermit ist die gestellte Bedingung erfüllt. Dabei findet der Uebelstand statt, dass das beobachtete Auge nach der Flamme direct hinsehen muss, das Netzhautbildchen also gerade auf die Stelle fällt, wo am wenigsten Licht reflectirt wird. Wendet der Beobachtete aber, nachdem er die richtige Stellung gefunden hat, sein Auge etwas seitwärts, um das Leuchten heller erscheinen zu lassen, so verschiebt sich die Pupille und die richtige Stellung wird gestört. Man kann dann wohl durch leichtes Hin- und Herdrehen des Spiegels nachhelfen.

Besser ist jedoch die andere Weise den Versuch anzustellen, wobei der Beobachter selbst das Glas hält. Man muss hierbei das zu beobachtende Gesicht beschatten, und die spiegelnde Platte so klein machen, dass sie zum Durchsehen eben genügt. Das reflectirte Licht derselben erzeugt dann auf dem beschatteten Gesichte des Beobachters einen kleinen, hellen Fleck, der ungefähr die Gestalt des reflectirenden Glases hat. Diesen Schein lenke der Beobachter so, dass seine Mitte auf das beobachtete Auge fällt, während er selbst durch das Glas sieht. Auf diese Weise lässt sich das Glas sehr leicht richtig stellen, und das beobachtete Auge kann ohne jede Schwierigkeit nach allen Seiten gewendet werden, um das Flammenbildchen auf verschiedene Theile der Netzhaut fallen zu lassen.

Ein Jeder kann nun auch in ähnlicher Art mit Hülfe eines Stückchen ebenen Glases eines seiner eigenen Augen leuchten sehen. Er trete vor einen Spiegel, stelle seitwärts eine Lampe auf, halte das Glas vor sein rechtes Auge so, dass er darin die Flamme gespiegelt sieht, und wende es so, dass das Flammenbild mit dem Spiegelbilde seines linken Auges zusammenfällt; dann sieht sein linkes Auge das Spiegelbild seiner rechten Pupille leuchten, aber allerdings nur schwach, weil das Netzhautbildchen auf die äussere Seite des Auges ziemlich entfernt von dem Sehnerven fällt.

Uebrigens lässt sich dasselbe einfache Hülfsmittel überall da mit Vortheil zur Beleuchtung anwenden, wo man in eine dunkle Höhlung mit enger Oeffnung hineinsehen will, z. B. in den Gehörgang, die Nase u. s. w. Um das Trommelfell zu besichtigen, setze man die betreffende Person mit dem Rücken gegen das Fenster, am besten bei Sonnenschein, ziehe die Ohrmuschel etwas nach hinten, und werfe das reflectirte Sonnenlicht in den Gehörgang, während man durch das Glas hineinsieht. So kann man sehr leicht und bequem das Trommelfell beliebig scharf beleuchten und betrachten.

Um die Pupille leuchten zu sehen, genügt jede einfache Glastafel als Spiegel; man braucht dabei auf die Intensität des Lichts nicht besonders Rücksicht zu nehmen. Kommt es aber darauf an, mittelst dieses Lichtes die Structur der Retina und die Beschaffenheit des Flammenbildchens deutlich zu erkennen, so muss man suchen, die Helligkeit so gross zu machen, als es irgend geht. Das lässt sich durch zweierlei Mittel erreichen, nämlich durch eine passende Wahl des Winkels, unter welchem das einfallende Licht von der spiegelnden Platte reflectirt wird, und durch Vergrösserung der Zahl der spiegelnden Platten. Ich werde hier die Grundsätze entwickeln, welche mich in dieser Beziehung bei der Construction meines Instruments geleitet haben, und welche auch zu Grunde zu legen sein würden, falls Augenärzte etwa Modificationen des Instruments zu practischen Zwecken für nöthig erachten sollten. Für diejenigen meiner Leser, denen die hierbei vorkommenden physikalischen Begriffe nicht geläufig sind, bemerke ich übrigens, dass diese Auseinandersetzung für das Verständniss der folgenden Abschnitte nicht nothwendig ist.

Von jeder Begrenzungsfläche einer Glasplatte wird desto mehr Licht reflectirt, je grösser der Einfallswinkel d. h. der Winkel zwischen dem Strahle und einer Linie ist, welche auf der Platte senkrecht steht. Da bei der Reflexion von den Oberflächen durchsichtiger Körper die Lichtundulationen von verschiedenen Schwingungsrichtungen sich verschieden verhalten, müssen wir das einfallende Licht in zwei gleiche Portionen zerlegt denken, von denen die eine der spiegelnden Fläche parallel, die andere senkrecht darauf polarisirt ist. Die Lichtintensität des ganzen einfallenden Lichtes wollen wir J nennen, also die von einer jeden der erwähnten Portionen $\frac{1}{2}J$, den Einfallswinkel (Winkel zwischen dem einfallenden Strahle und dem Einfallsloth) α, den Brechungswinkel (zwischen dem gebrochenen Strahle und dem Einfallsloth) α_1, das Brechungsverhältniss ν. Ist α gegeben, so finden wir zunächst α durch die Gleichung

$$\sin. \alpha = \nu \sin. \alpha_1.$$

Die Intensität P des von einer Grenzfläche zwischen Luft und Glas zurückgeworfenen, senkrecht auf die

Einfallsebene polarisirten Lichtes ist nach den Formeln von Fresnel

$$P = \frac{J}{2} \cdot \frac{\tang^2 (\alpha - \alpha_1)}{\tang^2 (\alpha + \alpha_1)}$$

Ebenso die Intensität Q des reflectirten, der Einfallsebene parallel polarisirten Lichts

$$Q = \frac{J}{2} \cdot \frac{\sin^2 (\alpha - \alpha_1)}{\sin^2 (\alpha + \alpha_1)}$$

Wenn mehrere spiegelnde Flächen parallel hinter einander liegen, und die leuchtende Fläche gross genug ist, dass die Spiegelbilder derselben, welche von den einzelnen spiegelnden Flächen entworfen werden, sich für das beobachtete Auge grösstentheils decken, so addiren sich die einzelnen Bilder zu einem von grösserer Helligkeit. Durch Berechnung der zwischen den einzelnen Flächen hin und her reflectirten Lichtmengen kann man für jedes System paralleler Flächen bestimmen, wie viel Licht es im Ganzen reflectirt. Für eine unbestimmte Zahl n der spiegelnden Flächen findet man die Summe Π des senkrecht gegen die Einfallsebene polarisirten Lichts

$$\Pi = \frac{nP}{J + 2(n-1)P} J$$

und die Summe Σ des parallel der Einfallsebene polarisirten

$$\Sigma = \frac{nQ}{J + 2(n-1)Q} J$$

Da ich diese Formeln in keiner physikalischen Schrift finde, gebe ich ihre Ableitung kurz am Ende dieser Abhandlung.

Die Summe $\Pi + \Sigma$ giebt uns die ganze von dem System der spiegelnden Flächen zurückgeworfene Licht-

menge, welche sich nach dem beobachteten Auge hinwendet, wir wollen sie gleich H setzen, so dass:
$$H = \Pi + \Sigma.$$
Bei unveränderter Pupillenweite ist die Helligkeit des Netzhautbildes dieser Lichtmenge proportional. Die aus dem Auge zurückkehrende Lichtmenge können wir also gleich mH setzen, wo m einen Coefficienten bezeichnet, dessen Grösse für verschiedene Lichtintensitäten constant ist, aber von der Natur der getroffenen Netzhautstelle abhängt. Das zurückkehrende Licht theilt sich an den spiegelnden Flächen wiederum in einen reflectirten und einen durchgehenden Theil, nur der letztere gelangt in das Auge des Beobachters. Das Licht, welches an der Retina reflectirt ist, besitzt, wie es mit diffus reflectirtem Lichte der Fall zu sein pflegt, keine Polarisation mehr, verhält sich in dieser Beziehung also ebenso, wie das den Spiegel treffende Licht der Lichtquelle. Da es ausserdem unter demselben Winkel auf die Platten fällt, so wird verhältnissmässig ebenso viel von ihm reflectirt und durchgelassen, wie von jenem. Bezeichnen wir den durchgelassenen Theil mit X, so haben wir die Proportion
$$X : mH = (J - H) : J.$$
Daraus lässt sich die Lichtmenge X, welche in das Auge des Beobachters dringt, berechnen. Für $H = 0$ und $H = J$, d. h. wenn gar kein oder alles Licht reflectirt wird, wird $X = 0$. Zwischen diesen Grenzwerthen von H existirt ein Maximum des Werthes von X, welches nach den bekannten Regeln der Differenzialrechnung bestimmt werden kann. Das Maximum trit ein, wenn
$$H = \tfrac{1}{2} J.$$
Dann wird
$$X = \tfrac{1}{4} mJ.$$
Durch diese Bedingung wird für eine gegebene Anzahl

spiegelnder Platten auch der Winkel bestimmt, unter welchem die Reflexion stattfinden muss, um dem Beobachter das hellste Bild zu geben. Leider lässt sich die Gleichung, welche die Abhängigkeit der Grösse H von dem Einfallswinkel α ausdrückt, nicht nach α auflösen; wir können deshalb die passenden Werthe von α nur annähernd durch Rechnungsversuche finden. Uebrigens lohnt es nicht, die Genauigkeit dieser Rechnung sehr weit zu treiben, einmal weil die Helligkeit für den Beobachter sich nicht beträchtlich ändert, wenn auch die Stellung der Gläser nicht ganz die für das Maximum erforderliche ist, und zweitens, weil die Aenderungen der Pupillenweite bei verschiedener Intensität des einfallenden Lichtes nicht mit in Rechnung gezogen werden können.

Da die Pupille des beobachteten Auges durch stärkeres einfallendes Licht kleiner wird, so wird auch die Helligkeit des Netzhautbildchens nicht ganz in demselben Verhältnisse zunehmen, wenn die Werthe von H wachsen, wie sie es nach den entwickelten Formeln sollte. Es ist deshalb vortheilhafter in dem Instrument die Werthe von H etwas kleiner herzustellen, als für das Maximum von X in der obigen Rechnung erforderlich sein würde. Man erreicht z. B. den wenig von dem obigen Maximum abweichenden Werth.

$$X = \tfrac{1}{5} mJ$$

wenn man das Licht von einer Glasplatte ungefähr unter einem Winkel von 70°, von dreien unter 60°, von vier unter 55° reflectiren lässt, und diese Stellungen werden deshalb ungefähr die vortheilhaftesten sein.

Die nöthige Helligkeit kann man also auch mit einer Glasplatte als Spiegel erreichen. Der Gebrauch mehrerer Platten unter kleinerem Einfallswinkel hat aber wesentliche Vortheile, wenn man deutliche Bilder der Netzhaut gewinnen will. Zunächst sind Glasplatten, auch wenn sie gut geschliffene parallele Flächen haben, nicht immer im Innern von so gleichmässiger Structur, dass sie bei sehr schiefem Hindurchsehen noch gute und deutliche Bilder geben. Dann wird es bei sehr schiefem Einfall schwerer, der spiegelnden Platte die richtige Stellung gegen das beobachtete Auge zu geben, und so darin zu erhalten. Auch fängt der Beobachter leichter durch die seitlichen Theile seines Kopfes die Lichtstrahlen ab, welche auf den Spiegel fallen sollten; namentlich möchte dies bei Einfallswinkeln von mehr als 70⁰ kaum zu vermeiden sein. Endlich kommt noch ganz besonders in Betracht, dass eine kleine Menge des Lichtes, welches in das beobachtete Auge einfällt, schon von dessen Hornhaut zurückgespiegelt wird, und dem Beobachter als eine verwaschene lichte Stelle im Gesichtsfelde erscheint. Diese fällt mitten auf die Pupille, wenn das beobachtete Auge sich gerade nach dem Spiegel hinwendet, also das Spiegelbild der Flamme direct ansieht; sie fällt mehr nach der Seite, wenn es sich nach einer anderen Richtung hinwendet, stört aber die Beobachtung der Netzhaut immer mehr oder weniger. Es ist also ein wesentlicher Vortheil, wenn man den Hornhautreflex für den Beobachter möglichst schwächen kann. Nun erscheint er aber in der That viel schwächer, wenn 4 Platten bei 56⁰, als wenn 3 Platten bei 60⁰ oder eine bei 70⁰ reflectiren, während das Netzhautbildchen, wie vorher erwähnt wurde, dabei nahehin dieselbe Lichtstärke behält. Es ist nämlich bei veränderter Zahl und Stellung der Platten die scheinbare Helligkeit des Hornhautreflexes der des Netzhautbildes deshalb nicht proportional, weil das in das beobachtete Auge einfallende, theilweis oder ganz durch die Reflexion polarisirte Licht, durch die diffuse Reflexion an der Netzhaut depolarisirt wird, was bei der spiegelnden Reflexion an der Hornhaut nicht geschieht. Reflectirt die Hornhaut von der auffallenden Lichtmenge A den Antheil μA, so ist die Lichtmenge, welche bei unseren Versuchen von der Hornhaut aus in das Auge des Beobachters gelangt, nach denselben Principien und derselben Bezeichnung wie vorher geich

$$\frac{\mu H [J-2H] + \mu \Sigma [J-2\Sigma]}{J}$$

Die Berechnung ergiebt das vorher angegebene Resultat. Es ist also unter allen Gesichtspuncten vortheilhafter die nöthige Helligkeit durch Vermehrung der Platten, während sie unter dem Polarisationswinkel 56^0 das Licht reflectiren, als durch Vergrösserung des Einfallswinkels zu erreichen, ja man könnte den Hornhautreflex ganz verschwinden machen, wenn man die Zahl der Platten sehr vergrösserte.

Ich habe bei den bisherigen Erörterungen vorausgesetzt, dass die Flamme einer guten Oellampe mit doppeltem Luftzuge als Lichtquelle benutzt werde. Bei möglichst günstiger Anordnung des Versuchs wird deren Licht nicht so stark reflectirt, dass es die Seitentheile der Netzhaut des beobachteten Auges erheblich blenden oder ermüden sollte. Man kann deshalb die Beobachtungen leicht beliebig lange fortsetzen. Nur wenn das Auge direct nach dem Spiegelbilde der Flamme sieht, kann dieser Grad der Helligkeit nicht lange ertragen werden. Kann man über ein intensiveres Licht verfügen, z. B. Sonnenlicht, welches durch eine Oeffnung der Fensterläden in ein dunkles Zimmer fällt, so kann man das Netzhautbild viel heller sehen, wenn man das Licht, nachdem man es hinreichend abgeschwächt hat, möglichst senkrecht von einer spiegelnden Platte reflectiren lässt, als wenn es schief geschieht. Die Menge des Lichtes, welches man in das Auge einfallen lassen darf, ist nämlich durch die Empfindlichkeit des letzteren begrenzt. Hat man nun über überflüssig starkes Licht zu verfügen, welches bei jeder Art der Reflexion, wenn es nicht gleichzeitig in anderer Weise passend abgeschwächt wird, diese Grenze überschreitet, so sieht der Beobachter das Netzhautbildchen, welches die Grenze der ertragbaren Intensität erreicht hat, dann am hellsten, wenn möglichst wenig bei der zweiten Reflexion verloren geht. Das ist aber der Fall, wenn das Licht von einer Platte fast senkrecht zurückgeworfen wird.

Ich habe nicht Gelegenheit gehabt eine solche Untersuchung bei Sonnenlicht vorzunehmen; glaube aber nicht, dafs dadurch bedeutende Vortheile zu erreichen sein werden, weil bei senkrechter Spiegelung die scheinbare Helligkeit des störenden Hornhautreflexes in viel stärkerem Verhältnisse steigt, als die des Netzhautbildes.

Es ist mir einige Male die im ersten Augenblicke wahrscheinliche Voraussetzung ausgesprochen worden, durch ein Convexglas, welches alles Licht, von dem es getroffen wird, nach dem beobachteten Auge hin concentrire, könne die in das Auge einfallende Lichtmenge und somit auch die Helligkeit des Netzhautbildes beträchtlich verstärkt werden. Ich will deshalb hier gleich darauf aufmerksam machen, dafs dadurch nicht die Helligkeit sondern nur die Gröfse des Netzhautbildes vermehrt wird. Wenn wir das Auge in den Vereinigungspunct der Lichtstrahlen bringen, die durch eine Linse gegangen sind, so erscheint uns die ganze Fläche des Glases leuchtend, mit der Lichtintensität, welche dem leuchtenden Puncte zukommt. In Stelle des kleineren

Netzhautbildes des leuchtenden Punctes bildet sich uns also ein gröfseres mit derselben Lichtintensität, das der Glasfläche. Uebrigens kann auch durch keine complicirtere Zusammenstellung von Gläsern die Helligkeit verstärkt werden. Um das einzusehen, brauchen wir uns nur an die Thatsache aus der Theorie der Fernröhre zu erinnern, dafs durch kein Fernrohr oder eine ähnliche Zusammenstellung von Gläsern ein Gegenstand von erkennbarem Durchmesser heller erscheinen kann als mit blofsem Auge. So wie nun der Inhaber des sehenden Auges subjectiv die Fläche nicht heller durch die Gläser wahrnimmt, so kann auch objectiv das Netzhautbildchen in seinem Auge beim Gebrauche irgend welcher Gläser nicht heller sein als ohne dieselben. Denn einem objectiv helleren Netzhautbildchen müfste auch immer eine stärkere subjective Lichtempfindung entsprechen.

2. Erzeugung eines deutlichen Bildes der Netzhaut.

Wir kommen jetzt dazu, zu untersuchen, wie wir vermittels des Lichts, welches von der Retina des beobachteten Auges zurückkommend in das Auge des Beobachters fällt, deutliche Bilder von der Netzhaut selbst, und dem auf ihr entworfenen Bilde der Lichtquelle erhalten können. Nehmen wir dazu wieder unsere Fig. 1 vor. Nach den eben gegebenen Erörterungen werden die Augenmedien die von Puncten der Netzhaut des Auges D zurückkommenden Strahlen so brechen, dafs sie sich aufserhalb des Auges und zwar in den entsprechenden Puncten des Bildes B wieder vereinigen. Das Bild, welches die Augenmedien von der Netzhaut und vom Netzhautbilde der Flamme entwerfen, fällt also in Gröfse und Lage mit dem ersten Spiegelbilde der Flamme zusammen. Ein Beobachter, welcher vom Spiegel aus gerechnet noch jenseits B, und um die Entfernung des deutlichen Sehens von B entfernt stände, würde nun in der That jenes Bild der Netzhautobjecte deutlich sehen können. Sein Gesichtsfeld aber, begrenzt durch die Pupille des beobachteten Auges, würde bei der verhältnifsmäfsig beträchtlichen Entfernung der beiden Augen von einander, so klein sein, dafs es unmöglich wäre, die gesehenen Einzelheiten zu einem Gesammtbilde zu combiniren. Die Rücksicht, welche wir auf Erweiterung des Gesichtsfeldes nehmen müssen, macht es vielmehr nöthig die beiden Augen so viel wie möglich einander zu nähern. Dann fällt aber das Bild B im Allgemeinen hinter den Rücken des Beobachters, und kann von ihm nicht deutlich gesehen werden. Befindet sich das beobachtende Auge z. B. in G Fig. 1, so empfängt es die Lichtstrahlen, welche aus dem Auge D hervordringen und nach den Puncten von B hin zusammenlaufen, convergirend. Ein normales Auge kann nun zwar parallele Strahlen, wie sie von unendlich entfernten, und divergirende, wie sie von näheren Puncten kommen, auf seiner Netzhaut vereinigen, aber nicht convergirende. Das einfachste Mittel, dem abzuhelfen, und die convergirenden Strahlenbündel divergent zu machen, ist eine Concavlinse, welche zwischen den Spiegel und das Auge des Beobachters eingeschoben wird, wie in der Fig. 1 bei F.

Nach den bekannten Gesetzen der Brechung in Concavlinsen, werden die convergirend in T auftreffenden Strahlen, nach dem Austritt aus der Linse entweder weniger convergent sein, wenn nämlich die Brennweite gröfser als FB ist, oder sie werden parallel, wenn die

Brennweite gleich FB, oder endlich divergent, als kämen sie von Puncten eines Bildes E hinter dem beobachteten Auge, wenn die Brennweite kleiner als BF ist. Im letzteren Falle wirkt hier das Concavglas ganz so, wie in den Theaterperspectiven, wo es ebenfalls das nicht zu Stande kommende verkehrte Bild, welches die Objectivlinse in ihrem Brennpuncte entwerfen sollte, und welches auf der Seite des Beobachters liegt, in ein aufrecht stehendes verwandelt, welches dem Beobachter jenseits der Gläser erscheint. In unserem Falle bilden die Augenmedien gleichsam das Objectivglas eines Mikroskops, welches nach dem Princip des Galliläischen Fernrohrs construirt ist, während die Concavlinse das Ocular vertritt.

Sind die Accommodationsweiten der beiden Augen DB und GE gegeben, und aufserdem die gegenseitigen Entfernungen der Augen und des Concavglases nach den oben besprochenen Grundsätzen bestimmt, d. h. so klein gemacht, als es der Spiegel erlaubt, so ist die der Concavlinse zu gebende Brennweite nach den bekannten Brechungsgesetzen der Linsen zu bestimmen. Sie findet sich gleich:

$$\frac{EF \cdot BF}{EB}$$

oder:

$$\frac{(EG - GF)(BD - DF)}{EG + BD - DG}$$

Je gröfser die Accommodationsweiten EG und BD sind, desto gröfser mufs auch die Brennweite von F sein. Man wird also, wenn eines der beiden Augen kurzsichtig ist, schärfere, wenn eines weitsichtig ist, schwächere Concavlinsen gebrauchen, als für zwei normale Augen. Wenn das beobachtende und beobachtete

Auge ihre Rolle vertauschen, ohne ihre Accommodationsstände zu verändern, so wird im Allgemeinen ein Glas von andrer Brennweite nöthig werden, und zwar, da $GF < DF$, ein schwächeres, wenn das kurzsichtigere Auge beobachtet, als wenn es beobachtet wird. Doch ergiebt eine nähere Betrachtung der obigen Formel, dafs dieser Unterschied bei nicht zu kurzsichtigen Augen äufserst gering wird, so dafs bei solchen dasselbe Glas zur wechselseitigen Besichtigung dienen kann.

Die Vergröfserung bestimmt sich nach den bekannten Gesetzen der Optik dadurch, dafs das Bild E vom Mittelpuncte des Glases F aus gesehen unter demselben Gesichtswinkel erscheinen mufs wie B, sein imaginäres Object. Da das Auge G, das Glas F und das Auge D möglichst nahe zusammenstehen, so wird B von F aus nur wenig gröfser erscheinen als von D aus. Es sieht also das Auge G das Netzhautbildchen der Flamme vergröfsert, und zwar eben so grofs, oder genau genommen ein wenig gröfser, als das Auge D die ursprüngliche Flamme. Die Netzhauttheile, auf welche das Flammenbildchen fällt, erscheinen ebenfalls in dem Bilde E wieder, natürlich in demselben Verhältnisse vergröfsert, wie jenes.

Nach dem eben gesagten ist das Verhältnifs dieser Vergröfserung gleich dem des Netzhautbildchens zu seinem Objecte. Nehmen wir für den Abstand des Kreuzungspunctes der ungebrochenen Strahlen von der Netzhaut nach Volkmanns Messungen 4 Linien, für den Abstand des Objects vom Auge die normale Sehweite 8 Zoll, so ergiebt sich die Vergröfserung als 24fach.

Wir haben die Augenmedien bei unserem Versuche mit dem Objectiv eines Mikroskops verglichen, das Concavglas mit dem Ocular. An Stelle des letzteren würde man nun auch eine Zusammenstellung von zwei Convexgläsern bringen können, welche um weniger als die Summe ihrer Brennweiten von einander abstehn, so wie es in den gebräuchlichen zusammengesetzten Mikroskopen der Fall ist. Das erste der Gläser würde wie das Collectivglas dieser Instrumente die schwach convergirenden Lichtstrahlen, welche aus dem beobachteten Auge herauskommen schneller zu einem Bilde vereinigen, welches zwischen ihm selbst und seinem Brennpuncte gelegen, das Flammenbildchen aufrecht, die Netzhaut umgekehrt darstellen würde. Dieses Bild würde durch die zweite Convexlinse vergröfsert zu betrachten sein. Ich habe die Erfolge einer solchen Zusammenstellung nach den bekannten Gesetzen der optischen Instrumente in Bezug auf Vergröfserung, Helligkeit, Gesichtsfeld u. s. w. discutirt. Da die Rechnung ergab, dafs dadurch keine wesentlichen Vortheile im Vergleich mit den einfachen Concavgläsern zu erreichen sein würden, wird es hier genügen ihre Resultate kurz anzuführen. Es ist dabei vorausgesetzt, dafs das erste Glas, so weit es der Spiegel zuläfst, dem beobachteten Auge genähert sei, und das beobachtende dicht am zweiten Glase liege.

Was zunächst die Helligkeit betrifft, so wird das Maximum derselben durch ein Concavglas für die Mitte des Gesichtsfeldes gerade erreicht. Soll dasselbe durch zwei Convexgläser geschehen, so müssen diese so gewählt und gestellt sein, dafs keine andere Vergröfserung als bei dem Concavglase stattfindet, d. h. so, dafs das vergröfserte Netzhautbildchen der Flamme dem beobachtenden Auge unter demselben Gesichtswinkel erscheint, als das Spiegelbild der Flamme dem beobachteten.

Wenn diese Vergröfserung stattfinden soll, mufs wie in den gewöhnlichen Ocularröhren der zusammengesetzten Mikroskope das Bild des ersten Glases in die Mitte zwischen beide Gläser fallen. Bei schwächerer Vergrösserung ist es möglich einen gröfseren Theil des Gesichtsfeldes im Maximum der Helligkeit erscheinen zu lassen; bei stärkerer dagegen kann das auch nicht mehr in der Mitte geschehen. So vortheilhaft also auch eine stärkere Vergröfserung vielleicht sein würde, so läfst sich eine solche nicht gebrauchen, weil die Helligkeit zu sehr darunter leiden würde, und ein lebendes Auge nicht wohl das Einfallen von noch stärkerem Licht, als dem gespiegelten einer guten Lampe, längere Zeit, ohne geblendet zu werden, ertragen würde. Dazu kommt noch, dafs das lebende Auge nicht so ausreichend befestigt werden kann, wie es bei stärkerer Vergröfserung zur Fixirung einzelner Parthien des Bildes nothwendig sein würde.

Demnächst ist das Gesichtsfeld zu berücksichtigen. Das Stück der Netzhaut, welches man übersehen kann, ist stets desto kleiner, je weiter man sich von dem beobachteten Auge entfernt, desto gröfser je näher man kommt. Die Grenze der Annäherung ist aber dadurch gegeben, dafs die schief gestellten Spiegelplatten zwischen diesem Auge und den Glaslinsen einzuschieben sind.

Um die Wirkungen der verschiedenen Linsen durch Rechnung zu vergleichen, müssen wir also die Entfernung des Concavglases und die des ersten Convexglases von dem beobachteten Auge gleich grofs annehmen. Wird dann gleichzeitig die Bedingung festgehalten, dafs die Helligkeit in der Mitte des Gesichtsfeldes ihr Maximum erreichen solle, so finden sich bestimmte Brennweiten der Convexlinsen für jede gegebene Entfernung vom Auge, welche das Gesichtsfeld am gröfsten machen. Wählt man nach diesen Bestimmungen die Brennweiten der beiden Convexlinsen, so ergiebt sich ferner, dafs wenn die Entfernung des Glases vom Auge kleiner ist, als die Brennweite, welche man dem Objectiv eines Fernrohrs von der Apertur der Pupille ohne Beeinträchtigung der Deutlichkeit des Bildes geben dürfte, also bei achromatischen Gläsern kleiner als etwa der zehnfache Pupillendurchmesser, das Concavglas, wenn gröfser, die beiden Convexgläser ein gröfseres Gesichtsfeld geben können. Nun wird allerdings bei möglichst grofser Annäherung der Gläser an das beobachtete Auge die Entfernung zwischen beiden wegen des dazwischen gesetzten Spiegels meistens etwas gröfser bleiben als der zehnfache Pupillendurchmesser, und man würde deshalb durch zwei Convexgläser einen kleinen Vortheil für das Gesichtsfeld erlangen können. Da sie aber, um diesen Vortheil zu geben, Brennweiten von 36 bis 40 Linien haben müfsten, so möchte es schwer halten, ein Bild von derselben Deutlichkeit zu erhalten, wie durch eine Concavlinse, welche 8 bis 10 Zoll Brennweite haben kann. Mir ist es durch Zusammenstellung der mir zu Gebote stehenden Convexlinsen wenigstens nicht gelungen. Aufserdem stellte sich beim Versuche mit solchen Linsen heraus, dafs die richtige Stellung des Instruments zur Wahrnehmung des Netzhautbildchens viel schwerer gefunden und bewahrt wird. Bei einer einfachen Concavlinse ist es nämlich nicht nöthig, dafs die Axe der Linse genau auf das beobachtete Auge gerichtet sei, wenn nur der Spiegel Licht dahin wirft. Diese Bedingung mufs aber bei zwei Convexlinsen erfüllt werden.

Danach erscheint es vortheilhafter die einfache Concavlinse als Ocular beizubehalten, während man fast überall sonst in der Optik sie mit entschiedenem Vortheile durch Convexlinsen ersetzt. Einen gewichtigen Vorzug

der letzteren giebt es allerdings auch in unserem Falle,
der ihre Anwendung wünschenswerth machen würde,
nämlich den, dafs man durch veränderte Entfernung beider Gläser von einander den Apparat allen Sehweiten
des beobachteten und beobachtenden Auges ‚anpassen
kann, während man die Concavlinse zu diesem Zwecke
mit einer anderen vertauschen mufs. Wenn man den
Kopf der beobachteten Person und das Instrument vollständig befestigen kann, würden deshalb Convexgläser
allerdings bequemer sein; ohne solche Vorrichtungen
werden aber alle ihre sonstigen Vortheile durch den
Nachtheil der schwereren Einstellung des Instruments
aufgewogen. Ich habe deshalb selbst immer nur eine
einfache Concavlinse benutzt.

3. Beschreibung des Augenspiegels.

Um Beobachtungen der beschriebenen Art anzustellen, ist es bequem, die Spiegelplatten und das Concavglas mittelst eines passenden Gestells zu vereinigen. Ich
schlage für eine solche Zusammenstellung nach der Analogie ähnlicher Instrumente den Namen Augenspiegel
vor. Derselbe ist in Fig. 2 von vorn gesehen, in Fig. 3
horizontal durchschnitten dargestellt. Die spiegelnden
Platten h h sind mittels des Messingstücks g g unter einem Winkel gegen die kreisrunde Platte a a befestigt,
welcher dem gewählten Einfallswinkel der Lichtstrahlen,
in der Figur 56°, gleich ist. Das Messingstück g g bildet
mit den Glasplatten ein hohles gerades dreikantiges
Prisma. In Fig. 3 sieht man in den inneren Hohlraum
desselben hinein, und hat eine der rechtwinklig dreieckigen Grundflächen vor sich. Von den drei viereckigen
Seitenflächen des Prismas wird die der Hypotenuse der

Grundfläche entsprechende durch die Glasplatten gebildet, die der längern Cathete entsprechende steht frei, die der kürzeren Cathete liegt der Scheibe a a an, und trägt einen cylindrischen Fortsatz p, welcher durch eine entsprechende kreisrunde Oeffnung der Platte a a so hindurchgreift, dafs er das Prisma an der letzteren festhält, aber eine Drehung um seine Axe gestattet. Die Glasplatten werden gegen das prismatische Messingstück durch den Rahmen k k k k angedrückt, dessen übergreifende Seitenränder durch die Schrauben l l an das Messingstück g g befestigt sind. Die Scheibe a a liegt dem Cylinder b b c c an, ohne daran dauernd befestigt zu sein. In den Rand von a a sind nämlich vier Oeffnungen von der Form f eingeschnitten, denen vier in den Rand des cylindrischen Ringes b b eingelassene Schrauben e e mit cylindrischen Köpfen und dünnerem Halse entsprechen. In Fig. 2 sind nur zwei von diesen Schrauben gezeichnet worden, um die Löcher f sehen zu lassen. Die Köpfe der Schrauben lassen sich durch die breiten kreisrunden Theile der Oeffnungen f schieben, und wenn alsdann die Scheibe a a um ihren Mittelpunct gedreht wird, treten die Hälse der Schrauben in den schmaleren schlitzförmigen Theil derselben Oeffnungen ein, während ihre Köpfe übergreifen, und die Scheibe an den Ring b b befestigen. Dadurch wird es möglich die Scheibe sehr leicht und schnell von der Fassung des Concavglases zu entfernen, und dieses mit einem andern zu vertauschen. Die Concavlinse n n liegt zwischen der Platte a a und dem Boden des cylindrischen Stückes d d, welches in b b c c eingeschraubt ist, und durch Umschrauben zurückgestellt werden kann, wenn es nöthig wird für sehr kurzsichtige Augen zwei Linsen über einander einzulegen. Das Ganze ist an dem Handgriff m befestigt. Für einen Beobachter mit normalem Auge sind die Nummern 6 bis 12 der gewöhnlichen concaven Brillengläser ausreichend, um sich allen Adaptationszuständen der zu untersuchenden Augen anzupassen. Zur Besichtigung anderer normaler Augen gebrauchte ich gewöhnlich Nr. 10. Für sehr kurzsichtige Augen legt man zwei Gläser über einander.

Was die spiegelnden Platten betrifft, so sind solche von gewöhnlichem Spiegelglase nicht ausreichend, weil die beiden Flächen desselben gewöhnlich nicht hinreichend parallel sind, um die von ihnen entworfenen Bilder der Lampenflamme sich hinreichend decken zu lassen. Die Gläser müssen deshalb für unseren Gebrauch besonders geschliffen werden, um parallele Flächen zu erhalten, obgleich diese Bedingung nicht mit solcher Genauigkeit erfüllt zu sein braucht, wie bei den planparallelen Gläsern, welche man bei feineren Mefsinstrumenten anwendet.

Wesentlich ist eine gute Schwärzung der nicht spiegelnden Flächen. Da von dem hellen Lichte, welches auf das Instrument fällt, nur ein verhältnifsmäfsig kleiner Antheil von der Retina des beobachteten Auges zurückkommt, so müssen sorgfältig alle übrigen Reste des Lichts, welche etwa in das Auge des Beobachters gelangen könnten, vernichtet werden. Zunächst mufs die innere Fläche des Ocularstückes dd geschwärzt werden, und der Beobachter mufs sein Auge möglichst dicht hinein legen, um alles Licht abzuschneiden, welches von der Flamme her auf diese Fläche fallen könnte. Zweitens mufs die Aufsenfläche der Scheibe aa und des prismatischen Spiegelgestelles kkkk geschwärzt werden, damit blanke Metalltheile, welche dem beobachteten Auge zugekehrt sind, nicht störende Hornhautreflexe hervorbringen. Ganz besonders sorgfältig ist aber drittens die Innenseite des Spiegelgestelles zu schwärzen. Das Flammenlicht, welches auf die spiegelnde Platte fällt, geht zum gröfseren Theile hindurch, und trifft die Platte gg. Was auf dieser nicht absorbirt wird, geht zum Spiegel zurück, wird von diesem in derselben Richtung zum beobachtenden Auge reflectirt, in welcher das schwache Licht von der Netzhaut des beobachteten Auges ankommt und vermischt sich mit dem Bilde dieser Membran. Ich habe hier die gewöhnlichen Verfahrungsweisen der Mechaniker, Messingstücke zu schwärzen, nicht ausreichend gefunden, sondern das Spiegelgestell innen mit schwarzem Sammet tapeziren müssen, welcher das Licht viel vollständiger absorbirte.

Will man das Instrument gebrauchen, so setzt man in einem dunkelen Zimmer die zu untersuchende Person neben die Ecke eines Tisches, auf welchem in gleicher Höhe mit dem Auge und seitwärts vom Gesichte eine gut brennende doppelzügige Lampe ohne Milchglas steht. Bequem ist es auf dem Tische in passender Sehweite einen nicht zu hellen Gegenstand anzubringen, auf welchem man dem beobachteten Auge bestimmte Fixationspuncte anweisen kann z. B. eine schwarze Tafel in Quadrate getheilt, deren jedes durch eine Ziffer bezeichnet ist. Indem man das Auge nach einander verschiedene Puncte fixiren läfst, fällt das Flammenbildchen auf immer andere Theile der Netzhaut, welche der Beobachter somit in beliebiger Reihenfolge nach einander untersuchen kann. Zwischen der Flamme und dem beobachteten Auge mufs ein undurchsichtiger Schirm aufgestellt werden, um es zu beschatten, damit nicht direct einfallendes Flammenlicht einen sehr störenden Hornhautreflex erzeuge, und die Pupille verengere. Doch mufs die Schattengrenze ganz dicht vor dem beobachteten Auge vorbeigehn, damit der Augenspiegel, welcher selbst im

Lichte bleiben mufs, möglichst nahe herangebracht werden könne. Der Beobachter setzt sich vor den Beobachteten, bringt den Augenspiegel, ohne zunächst hindurchzusehen, ungefähr in die richtige Lage, wobei seine spiegelnde Fläche einen hellen Schein auf das Gesicht wirft. Nachdem man den Spiegel so gewendet hat, dafs die Mitte dieses Scheins auf das Auge fällt, und die Axe des Instruments eben dahin gerichtet ist, sieht man hindurch. Man hat alsdann das helle Flammenbild meistens sogleich vor sich, oder findet es nach einigem Hin- und Herrücken. Uebrigens kann man auch durch das Instrument hindurch das Auge, und den hellen Schein, der darauf fallen mufs, einigermafsen wenn auch undeutlich und verwaschen erkennen, und auch so mit deren Hülfe die richtige Stellung finden. Sieht man die Theile der Netzhaut nicht deutlich, während die Pupille leuchtend erscheint, so mufs man ein andres Concavglas einlegen. Ein Beobachter, welcher sich geübt hat, willkührlich die Adaptation seines Auges zu ändern, findet leicht, ob er bei fernsichtiger oder nahsichtiger Adaptation deutlicher sieht, und ob er demgemäfs stärker oder schwächer gekrümmte Gläser wählen mufs. Uebrigens erschweren sich viele Personen, namentlich solche, welche wenig geübt sind durch optische Instrumente zu beobachten, und Kurzsichtige das Sehen sehr dadurch, dafs sie ihr Auge unwillkührlich für grofse Nähe adaptiren, weil sie sich den zu sehenden Gegenstand sehr nah vorstellen. Dadurch werden die Augen des Beobachters stark angegriffen, und fangen leicht an sich zu injiciren und zu thränen. Es ist hier wie bei allen optischen Instrumenten, welche veränderliche Adaptation zulassen, nöthig, das Auge für die Ferne zu adaptiren, und das Instrument dem anzupassen.

Bei einiger Uebung macht es keine Schwierigkeit das richtige Glas und die richtige Stellung des Instruments zu finden. Auch kann man es Jemandem, der es noch nie gesehen hat, leicht am eigenen Auge zeigen, um ihn erst einmal mit dem Anblick dessen, was er sehen soll vertraut zu machen. Dadurch wird es ihm sehr erleichtert, selbständig dasselbe auch in anderen Augen aufzufinden. Der Lehrende suche zu dem Zwecke zunächst dasjenige Glas, wodurch er die Netzhaut des Schülers deutlich sehen kann, und bringe dies in den Augenspiegel; denn durch dasselbe kann auch der Schüler im Auge des Lehrers deutlich sehen, wenn nicht einer von beiden sehr kurzsichtig ist. Im letzteren Falle braucht, wie oben auseinandergesetzt ist, der kurzsichtigere ein etwas schwächeres Glas, wenn er beobachtet, als wenn er beobachtet wird. Der Lehrer bringe dann eines seiner eigenen Augen in die für das zu beobachtende Auge beschriebene Stellung, und halte den Augenspiegel so vor sich, dass er gleichzeitig durch die mittleren Oeffnungen desselben hindurchsehen könne, und das Spiegelbild der Flamme im Spiegel erblicke, übergebe dem Schüler das Instrument in dieser Stellung, und lasse ihn hindurchsehen. Dieser wird dann im Auge das Bild der Flamme sehen. Um ihn das Aussehn der Netzhauttheile kennen zu lehren, lasse der Lehrer das Flammenbildchen auf die Eintrittsstelle seines Sehnerven fallen, weil sich dort die gröfsten und erkennbarsten Gefäfsstämme darbieten. Er wende dazu das Auge allmälig immer mehr nach innen von dem Spiegelbilde der Flamme, bis dieses ihm plötzlich verschwindet oder kleiner wird. Das geschieht bekanntlich, wenn das Bild auf die Eintrittsstelle des Sehnerven fällt. Uebrigens gelingt es den meisten Personen leichter das Flammenbildchen zu sehen und zu erkennen, als in dem hellen Grunde desselben die Netzhauttheilchen.

4. Besichtigung der Netzhaut und des Flammenbildes.

Will man die Netzhaut vollständig untersuchen, so ist es wie schon angeführt wurde, bequem, eine bezifferte schwarze Tafel als Gesichtspunct für das untersuchte Auge aufzustellen. Sobald dieses Auge etwas nach innen neben dem Spiegel vorbeisehend eine der Ziffern fixirt, wird der Beobachter fast immer ein oder zwei stärkere Gefäfse im Gesichtsfelde erkennen. Er lasse das Auge auf eine nebenliegende Ziffer wenden, und achte darauf, ob er dem Ursprunge oder der Verzweigung der Gefäfse näher gerückt sei. Indem er in dieser Weise die Gefäfse nach den gröfseren Stämmen hin verfolgt, kommt er endlich zur Eintrittsstelle des Sehnerven. Diese unterscheidet sich von dem übrigen Grunde des Auges durch ihre weifse Farbe, da sie nicht mit Pigment und einem feinen Gefäfsnetze bedeckt ist, sondern hier der weifse Querschnitt des Nerven ganz frei liegt, höchstens von vereinzelten feinen Gefäfsen durchzogen. Meist nach innen daneben dringen die Arterie und Vene der Netzhaut aus der Tiefe hervor. Zuweilen sieht man noch einen Theil der Gefäfse in der Substanz des Nerven selbst verborgen, und erkennt, dafs diese Substanz im Leben stark durchscheinend ist. Man unterscheidet die beiden Gefäfse von einander durch die hellere Farbe des Blutes und die doppelten Contouren der Wandung an der Arterie und ihren ersten Verästelungen. Pulsationen habe ich nicht mit Sicherheit erkennen können. Die ersten Hauptäste der Gefäfse begrenzen den Sehnerven an der inneren Seite, um sich später oben und unten über das Feld der Retina auszubreiten. Der Anblick dieser scharf gezeichneten rothen Gefäfse auf dem hellen weifsen Grunde ist von überraschender Zierlichkeit. Etwas weiter nach innen dicht neben dem Nerven habe ich immer einen kleinen sichelförmigen Schattenstreifen bemerkt, der von einer Falte der Netzhaut herzurühren scheint

An den übrigen Theilen erscheint der Grund des Auges röthlich, und zwar zunächst um den Sehnerven herum ziemlich hell lichtroth, desto dunkler dagegen, je weiter man sich von ihm entfernt. Man sieht hier grössere und kleinere, verästelte blutrothe Gefäfse, welche deutlich von dem Grunde sich unterscheiden. Der Grund selbst erscheint nicht ganz homogen, sondern undeutlich röthlich gezeichnet. Dies scheint davon herzurühren, dafs das enge Capillarnetz zu fein, zu schwach erleuchtet und zu durchscheinend ist, um deutlich von der unterliegenden schwach lichtgrauen Substanz der Retina unterschieden zu werden. Dafs der Grund in der Nähe des Sehnerven heller erscheint, rührt wohl davon her, dafs die Retina hier wegen der übereinander liegenden Schichten von Nervenfasern dicker ist, und nach ihrer Peripherie hin immer dünner wird. Wesentlich unterscheidet sich aufserdem die Stelle des directen Sehens (der gelbe Fleck) in ihrem Ansehen von den zunächst umliegenden Stellen. Um sie vor sich zu haben, läfst man das beobachtete Auge nach dem Spiegelbilde der Flamme direct hinsehen. Die Netzhaut erscheint dort viel dunkler, graugelb ohne Beimischung von Roth; es lassen sich auf ihr keine Spuren von Capillargefäfsen erkennen. Uebrigens wird man in der Betrachtung dieser Stelle sehr durch das Hornhautbildchen gestört, welches gerade in die Mitte des Gesichtsfeldes rückt, während es bei der Betrachtung seitlicher Stellen der Netzhaut auch mehr zur Seite liegt.

Nach dem zu urtheilen, was man am gesunden Auge von der Beschaffenheit der Retina sehen kann, zweifele ich nicht, dafs man auch alle diejenigen Krankheitszustände derselben wird erkennen können, welche sich an anderen durchsichtigen Theilen z. B. der Cornea durch den Gesichtssinn erkennen lassen Vermehrte Anfüllung der Gefäfse, Varicositäten derselben müssen leicht wahr zunehmen sein. Exsudate in der Substanz der Retina, oder zwischen ihr und der Pigmenthaut müssen sich ganz ähnlich wie diejenigen der Cornea durch ihre Helligkeit auf dem dunkelen Grunde zu erkennen geben. Liegen sie zum Theil vor der Retina, so werden sie auch deren Gefäfse in einen Schleier hüllen. Ich erinnere hier daran, dafs nach Brücke die Retina frisch fast eben so durchsichtig ist, wie die übrigen Augenmedien, und dafs sie abgesehen von ihren Gefäfsen bei unseren Versuchen nur deshalb sichtbar wird, weil sie durch das scharfe, von den Augenmedien concentrirte Licht auf dem tiefschwarzen Grunde der Pigmenthaut stark beleuchtet wird. Faserstoffexsudate, welche viel weniger durchsichtig zu sein pflegen als die Augenmedien, müssen daher auch, wenn sie im Grunde des Auges liegen, den Reflex beträchtlich verstärken. Auch glaube ich, dafs Trübungen des Glaskörpers viel leichter und sicherer theils durch die Beleuchtung mittels einer spiegelnden Glasplatte theils durch den Augenspiegel zu erkennen sein werden. Man wird aus der Undeutlichkeit des Flammenbildchens und der Netzhautgefäfse sogar den Grad der Trübung leicht bestimmen können. Haben sich bei einer solchen Trübung gleichzeitig flimmernde Theilchen ausgeschieden, so wird man auch diese leicht wahrnehmen. Kurz ich glaube die Erwartung nicht für übertrieben halten zu dürfen, dafs sich alle bis jetzt an Leichen gefundenen Veränderungen des Glaskörpers und der Retina auch am lebenden Auge werden erkennen lassen, was für die bisher so unausgebildete Pathologie dieser Gebilde die gröfsten Fortschritte zu versprechen scheint.

Endlich ist es noch für einige physiologische Zwecke von Interesse, die Genauigkeit mit welcher das Auge Bilder entwirft, zu untersuchen. Am besten ist als Gegenstand dafür ein Faden zu benutzen, den man horizontal vor der Flamme entlang zieht. Dessen Bild bleibt einfach, während senkrechte Fäden durch die mehrfachen Spiegelungen vervielfacht werden.

Zunächst hat man Gelegenheit sich durch den Augenschein davon zu überzeugen, dafs die verschiedenen Adaptationen des Auges wirklich auf Veränderungen der brechenden Medien beruhen. Man lasse einen Gegenstand fixiren, der vom beobachteten Auge etwa eben so weit entfernt ist, wie der Faden von der Flamme. Der Beobachter sieht alsdann die Elemente der Netzhaut und das Bild des Fadens gleich deutlich. Rückt man den Faden dem Auge näher oder ferner, so wird er im Netzhautbilde undeutlich oder verschwindet ganz, während die Retinatheile deutlich bleiben. Man ersieht daraus, dafs Netzhautbilder von verschieden entfernten Gegenständen in der That nicht gleich deutlich sind. Alsdann stelle man den Faden wieder so, dafs man ihn im Netzhautbildchen gleichzeitig mit den Gefäfsen deutlich erscheinen sieht, und lasse das beobachtete Auge einen Punkt fixiren, der entweder viel weiter oder viel näher ist als der, auf den es vorher gerichtet war. Sogleich sieht man Netzhaut und Flammenbild verschwimmen und undeutlich werden.

Zu bemerken ist hierbei; dafs auf der weifsen Fläche des Sehnerven kein deutliches Bild entworfen wird, selbst wenn es auf den dicht daneben liegenden Stellen der Netzhaut vollkommen scharf erscheint. Da man bei solchen Personen, über deren Sehnervenquerschnitt einzelne kleine Gefäfse hinlaufen, diese eben so deutlich sieht, wie die der daneben liegenden Netzhaut, so kann jene Undeutlichkeit des Flammenbildes nicht davon herrühren dafs die Sehnervenfläche etwas aus dem Niveau der Netzhaut heraustritt. Ich glaube vielmehr die durchscheinende Beschaffenheit der Sehnervenmasse als Grund ansehen zu müssen.

Uebrigens kann man sich, wo es nöthig werden sollte, durch den Augenspiegel leicht objectiv von dem Vorhandensein, und dem Grade der Kurz- oder Weitsichtigkeit des beobachteten Auges überzeugen. Der Beobachter untersuche vorher ein gesundes Auge, welches er Gegenstände in verschiedenen Entfernungen fixiren läfst, und bemerke sich, welche Concavgläser er bei den verschiedenen Adaptationsstufen desselben gebraucht habe. Bei der Untersuchung eines jeden andern Auges erfährt er alsdann aus der Nummer des Concavglases, durch welches er die Netzhaut deutlich sah, die entsprechende Adaptationsweite des beobachteten Auges. Der Beobachter ist hierbei von den Aussagen des Andern ganz unabhängig, da er selbst gleichsam mit dessen Auge wenigstens mittels der brechenden Theile dieses Auges sieht. So war ich z. B. im Stande in einem vollständig amaurotischen Auge auf diese Weise mich zu überzeugen, dafs dasselbe zugleich in hohem Grade kurzsichtig war. Dadurch entschied sich in diesem Falle eine für die Anamnese wichtige Frage, ob nämlich gewisse frühere Gesichtsbeschwerden, von denen der Kranke erzählte, auf Kurzsichtigkeit oder beginnende Amblyopie zu beziehen waren. Eine wichtige physiologische Folgerung drängte sich mir noch bei diesen Untersuchungen auf. Der freiliegende Querschnitt des Sehnerven ist offenbar so durchsichtig, dass Licht, welches darauf fällt, ziemlich tief in die Masse der Fasern eindringen mufs, wie man denn in der That zuweilen Biegungen der Arteria und Vena centralis durch die Substanz des Nerven hervorschimmern sieht. Fällt das Flammenbildchen auf die Eintrittsstelle des Nerven, so werden alle seine Fasern oder wenigstens ein sehr grofser Theil derselben von mehr oder weniger intensivem Lichte getroffen, und doch empfinden sie offenbar kein Licht. Empfänden sie es, so müfste der ganze ihnen entsprechende Theil des Gesichtsfeldes erleuchtet scheinen. Das ist aber nicht nur nicht der Fall, sondern es wird sogar noch weniger Licht wahrgenommen, als wenn das Bildchen auf eine andere Stelle der Netzhaut fällt. Wir müssen daraus schliefsen, dafs die Fasern des Sehnerven unfähig sind vom objectiven Lichte (den Aetherschwingungen) afficirt zu werden, während sie doch jeden andern Reiz als subjectives Licht empfinden. Dies ist eine scheinbare Paradoxie, welche natürlich ihren Grund nur in der Doppelsinnigkeit des Wortes „Licht" hat, und weit davon entfernt ist, ein wirklicher Widerspruch zu sein. Die Aetherschwingungen, welche wir Licht nennen, bringen wie jeder andere mechanische oder electrische Reiz, wenn sie die Retina treffen, die Empfindung hervor, welche wir auch Licht nennen. Aber daraus, dafs die Retina, vor Druck und electrischen Strömungen geschützt, dem Zutritt der Aetherschwingungen aber Preis gegeben, viel häufiger von letzteren als von ersteren getroffen und angeregt wird, folgt keineswegs, dafs das Licht als ein besonders adäquater Reiz der Retina und der Sehnervenelemente angesehen und den übrigen Arten der Reizung gegenübergestellt werden müsse. Es hat keine Schwierigkeiten anzunehmen, dafs alle Reize, welche das Sehnervensystem zu afficiren vermögen, Lichtempfindungen hervorrufen, dafs aber Aetherschwingungen nur auf die Retina wirken können. Aehnliches findet ja auch bei den Tastnerven für Wärme und Kälte statt. Auch hier verhalten sich die peripherischen Ausbreitungen anders als die Stämme. Für letztere sind kleine Temperaturänderungen, wie es scheint, gar kein Reiz, und gröfsere, welche zu reizen vermögen, erregen keine Temperaturempfindung. Man kann übrigens auch weiter schliefsen, dafs in der Retina nicht die Fasern, welche sich vom Sehnerven aus an ihrer innern Fläche strahlenförmig ausbreiten, sondern die kugeligen Elemente für das Licht empfindlich sind. Wären es jene, so müfste Licht, welches irgend eine Stelle der Retina trifft, von allen Fasern empfunden werden, welche theils in dieser Stelle endigen, theils über sie hinaus weiter nach der Peripherie hinlaufen. Es müfste sich also im Gesichtsfelde von jedem hellen Punkte ein lichter Schein nach den Grenzen des Feldes hin ausbreiten, was nicht der Fall ist. Wir können demnach weiter schliefsen, dafs auch die Fortsetzungen der Sehnervenfasern in der Retina unempfindlich gegen das Licht sind. Es bleiben nur die Ganglienkörper und die Kern ähnlichen Gebilde der Retina, in denen die Aetherschwingungen als Reiz wirken können.

Zusatz.

Ableitung der Formel auf S. 15. für die Quantität Licht, welche von mehreren Glasplatten reflectirt wird.

Wenn diese Formel für n reflectirende Flächen richtig ist, läst sich zeigen, daſs sie es auch für $(n + 1)$ solche sei. Da sie ferner für $n = 1$ und $n = 2$ zutrifft, muſs sie es auch für jeden beliebigen Werth von n. Die Quantität Licht, welche unter dem betreffenden Einfallswinkel von einer reflectirenden Fläche zurückgeworfen wird, wenn die Menge 1 von senkrecht gegen die Einfallsebene polarisirtem Licht auffällt, sei p, die von n solchen Flächen zurückgeworfene $P_{(n)}$, die von $(n+1)$ zurückgeworfene $P_{(n+1)}$. Es läſst sich zeigen, daſs wenn

$$P_{(n)} = \frac{n\,p}{1+(n-1)p} \quad \cdots \cdots \quad 1)$$

dann auch die Gleichung richtig sei, welche aus dieser durch Substitution von $n + 1$ für n entsteht:

$$P_{(n+1)} = \frac{(n+1)\,p}{1+n\,p} \quad \cdots \cdots \quad 2)$$

Der besseren Bezeichnung willen nehmen wir an, das System von n spiegelnden Flächen liege horizontal, und es falle Licht von oben darauf. Die $(n+1)$te Fläche werde unten daran gefügt. Die Quantität Licht, welche von der untersten n ten Fläche des zusammengesetzten Systems herabgeht zu der $(n+1)$ten Fläche, nennen wir x; diejenige, welche von der $(n + 1)$ten Fläche reflectirt zu dem System der n Flächen hinaufsteigt, y. Die Quantität x wird zusammengesetzt theils aus dem Theil des einfallenden Lichts, welcher durch das System der n Flächen hindurch gedrungen ist, theils aus dem Antheil von y, welcher von diesem System reflectirt wird. Also ist

$$x = 1 - P_{(n)} + y P_{(n)} \quad \ldots \ldots \quad 3)$$

Die Quantität y rührt von demjenigen Theile des x her, welche von der (n + 1)ten Fläche reflectirt wird. Es ist also

$$y = xp \quad \ldots \ldots \ldots \ldots \quad 4)$$

Die Quantität $P_{(n+1)}$ welche von der obersten Fläche nach oben geht, rührt theils her von dem Theil des einfallenden Lichts, welcher von dem System der n Flächen reflectirt wird, theils von dem Theil von y, welcher durch dieses System hindurch geht. Es ist also

$$P_{(n+1)} = P_{(n)} + y(1 - P_{(n)}) \quad \ldots \quad 5)$$

Wenn man aus den Gleichungen 3, 4 und 5 das x und y eliminirt, erhält man:

$$P_{(n+1)} = P_{(n)} + \frac{p[1 - P_{(n)}]^2}{1 - p P_{(n)}} \quad \ldots \ldots \quad 6)$$

Setzt man in diese Gleichung 6 den Werth von $P_{(n)}$ aus Gleichung 1, so erhält man in der That nach den nöthigen Reductionen die Gleichung 2, deren Richtigkeit bewiesen werden sollte.

Für eine reflectirende Fläche ist

$$P_{(1)} = p$$

Denselben Werth giebt die zu prüfende Gleichung 1.

Für 2 reflectirende Flächen erhalten wir den Werth $P_{(2)}$ ohne die Gleichungen 1 oder 2 zu gebrauchen, wenn wir in der Ableitung der Gleichung 6 das n = 1 und $P_{(n)}$ = p setzen. Die Gleichung 6 wird dann

$$P_{(2)} = p + \frac{p\,(1-p)^2}{1-p^2}$$

$$= \frac{2\,p}{1+p}$$

Denselben Werth giebt die Gleichung 1.

Da die letztere demnach für n = 1 und für n = 2 richtig ist, so folgt aus dem geführten Beweise, dafs sie es auch für n = 3 sei, und wenn sie es für n = 3 ist, dafs sie es auch für n = 4 sei, u. s. w. in infinitum.

Ganz ebenso verhält es sich mit dem der Einfallsebene parallel polarisirtem Lichte.

Setzen wir die Quantität des einfallenden Lichts gleich $\tfrac{1}{2}$ J, und $p = \frac{2\,P}{J}$, und bezeichnen das, was wir hier $P_{(n)}$ genannt haben mit Π, so erhalten wir die Formel der S. (15)

Inhalt.

	Seite
Einleitung	3
1. Die Beleuchtung	4
2. Erzeugung deutlicher Bilder der Netzhaut	21
3. Beschreibung des Augenspiegels	28
4. Besichtigung der Netzhaut und des Flammenbildes	31

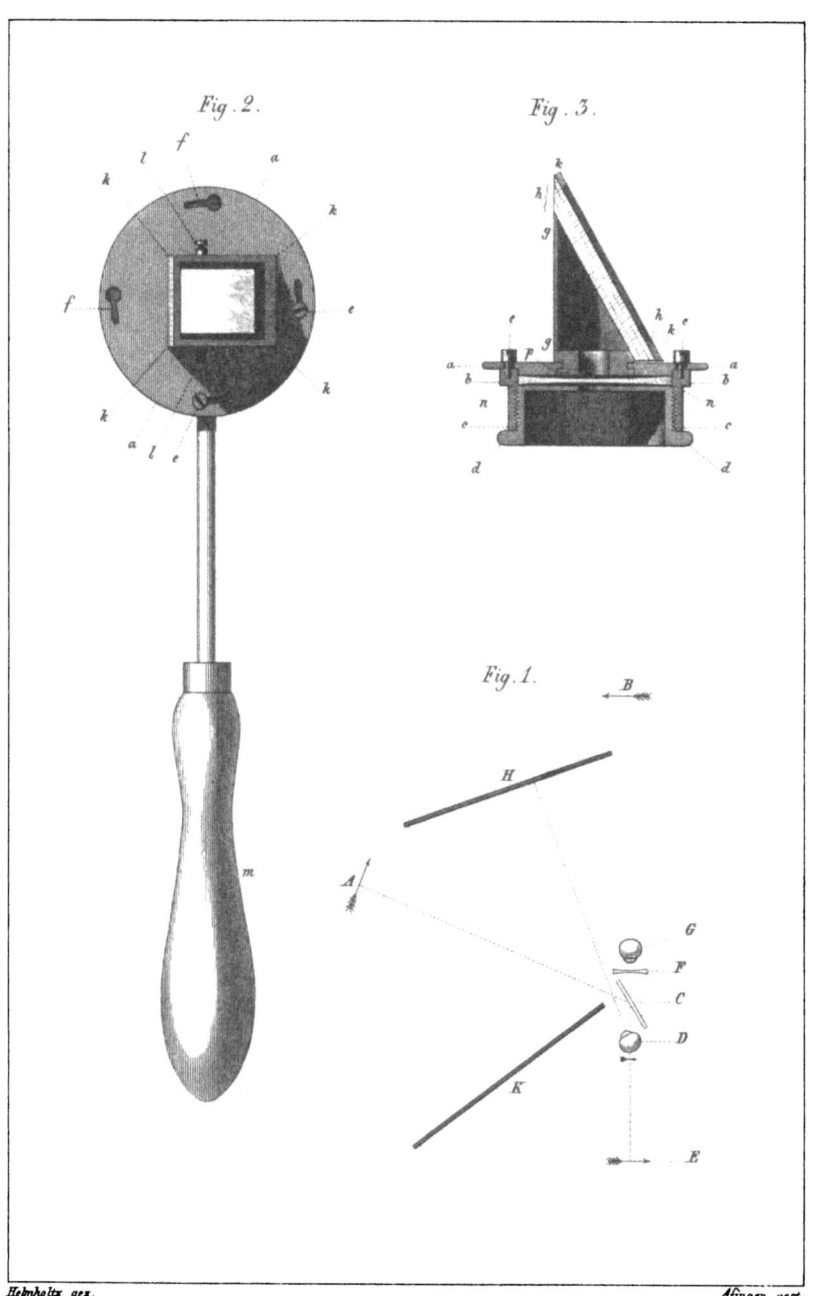

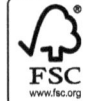

MIX
Papier aus verantwortungsvollen Quellen
Paper from responsible sources
FSC® C105338

If you have any concerns about our products,
you can contact us on
ProductSafety@springernature.com

In case Publisher is established outside the EU,
the EU authorized representative is:
**Springer Nature Customer Service Center GmbH
Europaplatz 3, 69115 Heidelberg, Germany**

Printed by Libri Plureos GmbH
in Hamburg, Germany